AF603003

INTRODUCTION

AU

MAGNÉTISME ANIMAL

PAR M. P. LAURENT,

MÉDECIN, PROFESSEUR DE MAGNÉTISME.

SUIVIE DES PRINCIPAUX APHORISMES DU DOCTEUR MESMER

Dictés par lui à l'assemblée de ses élèves, et dans lesquels on trouve ses principes, sa théorie et les moyens de magnétiser.

Employez toute la force de votre volonté pour faire le bien ; croyez que vous le pouvez, et vous y parviendrez.

On n'a jamais vu de malades devenus somnambules, se tromper sur l'état de leur santé, et sur les remèdes qui leur étaient nécessaires.

DELEUZE.

Des faits, rien que des faits : plus tard, la théorie.

Magnétisme animal.

Jadis ce mot n'avait pour caractère spécifique que la désignation des contes absurdes de quelques songe-creux ; mais aujourd'hui le magnétisme a fraternisé avec les sciences physiques, qui seules peuvent éclairer ses données, et formera bientôt la souche principale dont les autres sciences ne sont que les rameaux.

NOTE DE L'AUTEUR. — Je ne saurais trop recommander aux personnes qui magnétisent à rejeter les phénomènes plaisans de cette science, pour ne s'occuper que des phénomènes utiles ; à lire attentivement mon Introduction au Magnétisme, suivie des Aphorismes mesmériens, et surtout à suivre mes séances de magnétisme pratique appliqué à la physiologie et à la phrénologie, indispensables pour convaincre, et produire soi-même des phénomènes, ainsi qu'à lire l'Exposé par ordre alphabétique des cures opérées en France par le magnétisme animal depuis Mesmer jusqu'à nos jours, ouvrage où l'on a réuni les attestations de plus de deux cents médecins, tant magnétiseurs que témoins, ou guéris par le magnétisme ; par M. P......, l'un des membres fondateurs de la Société magnétique de Paris, et qui se trouve chez J.-G. Dentu, imprimeur-libraire, rue du Colombier, 21, à Paris.

Ses progrès sont liés plus immédiatement au profit de la société que celle-ci ne semble le penser. Dans la préoccupation de ses mesquines passions, de sa vie tumultueuse et agitée, sous quel point de vue que l'on le considère, son importance sociale éclate et grandit chaque jour; mais son immensité nuisait à ses progrès, parce que personne, isolément, n'avait le pouvoir d'embrasser son étendue, quoique beaucoup s'en occupassent.

Le magnétisme est encore un immense problème qui se débat depuis près d'un siècle en Europe, dont l'Académie de médecine, en France, a ranimé l'énergie, sans en donner la solution, et qui se complique, au contraire, chaque jour davantage par des conversions nouvelles ou des phénomènes plus merveilleux.

Concentré d'abord entre les mains de quelques adeptes ou ignorans, de grandes expériences ont été faites ensuite, appuyées sur de grands noms, qui ont porté la conviction dans les esprits. Aujourd'hui, quelques savans les rejettent encore, il est vrai; mais un savant se décide si difficilement à désapprendre, une innovation l'épouvante, quand elle le détrône et l'humilie.

Rapidement répandu en Europe, le magnétisme est resté stationnaire par le défaut d'explication que ne comportait point l'état peu avancé des sciences physiques, et parce que les phénomènes n'étaient obtenus ou empêchés que par l'observance fortuite ou l'infraction involontaire des lois qui président à leur production, celles-ci, restant encore inconnues, ou que les phénomènes, constatés une fois, ne pouvaient plus être reproduits à volonté dans nombres de cas, ce qui s'oppose à l'application sérieuse de cette science. Maintenant qu'elle est répandue et que des sociétés magnétiques se sont constituées dans beaucoup de localités; qu'elle joue un grand rôle par le monde; que d'imprudens, d'inexpérimentés prosélytes se font un divertissement, un passe-temps, et quelquefois même un moyen de séduction de la plus noble des facultés dont l'homme soit doué, et du plus mystérieux agent des ordres de Dieu, qu'il en peut résulter de fréquens malheurs, souvent irréparables, devant lesquels la loi reste impuissante.

Je dois signaler, comme éminemment dangereux sous le double rapport du mal physique et du mal moral, le magnétisme, placé dans des mains inhabiles qui pratiquent cette science sans la connaître.

Le premier, et le plus bel apanage du magnétisme, sera de devenir une arme puissante contre les partisans de la matière, une preuve irrésistible, irréfragable, enfin une preuve évidente et palpable de l'existence de l'ame, pouvoir indépendant du secours des sens; sa mission sera la conversion de l'univers au culte de Dieu.

Tandis que le magnétisme est nié purement et simplement par des hommes de sens et de raison, soit qu'ils ne le comprennent point, soit qu'ils ne l'aient point encore vu (ceux-là je les estime en raison de leur incrédulité), ridiculisé, persécuté même par les personnes superficielles ou ignorantes, les soi-disant esprits forts qui ne veulent et ne peuvent le comprendre ni le juger; accueilli, au contraire, par les amateurs du merveilleux, étudié par les amans de la nature et de la science; enfin, cultivé avec ardeur par les exaltés qui lui dévouent un culte et le propagent avec *toute la ferveur de l'apostolat*; *tandis donc* que des camps si différens se disputent à son sujet avec acharnement, les vrais juges de la question s'avancent calmes et impassibles, au milieu de la discussion, et ne s'établissent à l'avance ni les adversaires, ni les champions du magnétisme, et ne se donnent pas gratuitement le ridicule d'assigner ses limites. Mais, aussi éloignés de la foi irréfléchie que du doute incorrigible, ils étudient le magnétisme animal sans opinion préconçue, s'entourent de toutes les conditions qui garantissent la moralité des expériences; puis, quand ces expériences leur ont démontré l'incontestable vérité des faits, se rendent tout bonnement à l'évidence. Comme c'est un devoir de conscience et d'honneur, sans s'arrêter le *moins du monde aux objections qu'on leur oppose, et sans* s'imaginer que l'admission de tels faits puisse rien déranger dans l'univers, rien, si ce n'est pourtant les idées de quelques philosophes.

On pense bien qu'au nombre de ce tiers-parti figurent en première ligne les médecins; et si je n'ai déjà laissé percer le bout de l'oreille, on pressent que, médecin moi-même, j'entends revendiquer pour les miens la part la plus large dans une question où il s'agit des phénomènes les plus complexes de la vie. Me reprochera-t-on de donner aux médecins une suprématie trop élevée en les posant comme arbitres dans ce procès qui s'instruit, et qui a l'homme pour donnée principale? C'est que le médecin n'est pas seulement le guérisseur des maux qui *affligent l'espèce humaine : formuler une position, ouvrir une veine*, détacher un membre, c'est une partie de notre art fort belle sans doute; mais ce n'est pas tout. Prise de plus haut, notre profession a une autre carrière à parcourir; celui qui la comprend ne se contente pas de traiter les maladies; la physique lui sert d'échelon pour arriver aux phénomènes de notre nature qui appartiennent à un autre ordre, familier avec les mystères de notre organisation que la science lui a révélés, il part de là pour s'éveler à l'appréciation des faits qui n'ont pas encore trouvé leur loi, et, par cette donnée première réussit souvent à dégager l'inconnu de plus d'un problème, long-temps on a vu dans les monstres un jeu bizarre de la nature; un jour est venu que la science, à force d'investigations, a découvert que, loin d'être des déviations d'une règle, ils ne sont qu'une preuve de plus du plan général qui domine toutes choses.

Qui vous dit que certains faits magnétiques qui sont (pardon de l'expression) des monstres en physiologie, n'auront pas plus tard leur explication, aussi bien que les monstres rattachés par M. Geoffroy Saint-Hilaire à la grande famille des être créés?

C'est par suite de la compétence irrécusable des médecins, en fait de physiologie du système nerveux, que le magnétisme animal, avant de se produire dans une ville, s'adresse à eux et les investit à son égard d'une sorte de magistrature, réclamant, non pas une protection, mais un examen, libre et dégagé de toute prévention. Tous ne répondent pas à son appel, ils craignent qu'un prestidigitateur exercé ne se serve d'eux pour tirer les marrons du feu, et, de peur de se brûler les droits, se tiennent prudemment à l'écart. D'autres trouvent l'occasion bonne pour étudier un coin du monde physique; faisant aisément marché de leur dignité doctorale, ils se mettent à interroger de franc jeu des phénomènes qui, pour choquer les idées reçues, n'en sont pas moins palpitans d'intérêt.

Notez bien qu'ils doutent eux-mêmes avant d'avoir vu ; disposition morale, excellente pour prêter aux faits qu'on observe la plus impartiale attention. Ils doutent, mais plus d'un garde le souvenir des phénomènes morbides qui ne sont pas sans analogie avec ceux que développe l'action magnétique.

Le somnambulisme spontané, l'insensibilité cataleptique, l'abolition soudaine d'un ou de plusieurs sens, indépendamment de toute altération de texture, tous ces faits inexplicables de l'innervation qui, dans la pratique médicale, passent sous les yeux de l'homme de l'art, ne leur permettent pas de se renfermer en présence du magnétisme dans une orgueilleuse fin de non recevoir. Ainsi, sans se laisser trop influencer par des promesses, sans les admettre ni les rejeter, ils se placent au point de vue de l'observation et se font les Mécènes éclairés du magnétisme, et sont en quelque sorte les garans de la moralité des expérimentations, et pour cela, ils fournissent souvent la matière à l'ouvrier; ils donnent à l'artiste son sujet; mais non plus cette fois un sujet comme nous disions naguère en langage d'étudiant, non pas de la matière morte à laquelle le scalpel demandera ses secrets, mais de la matière animée, un sang qui circule, des nerfs qui sentent, des fibres qui se contractent, la vie avec ses attributs; et, cependant, voyez ce que devient cette vie sous l'influence de cette autre vie, placée à quelques pas d'elle! Par quelle raison cachée le magnétiseur tient-il ainsi sous sa dépendance cette existence, qui n'a pas d'autres ressorts que la sienne? Quel est donc cet insaisissable pouvoir qui, à son gré, accélère ou rallentit le battement de ces artères, appelle le sang dans les capillaires de la face, dit à ces membres de se mouvoir ou de s'arrêter, commande à la vue, à l'ouïe, à l'odorat, au goût; ôte à la vie ou lui donne, comme il lui plaît; et, comme si ce n'était pas assez de cet empire sans bornes qu'il usurpe sur le corps, se fait le régulateur de phénomènes de conscience?

Libre aux esprits frondeurs de lancer contre l'étrangeté d'un pareil spectacle l'impuissant aiguillon de leurs railleries! Pour moi, magnétiseur, qui ai produit et vu ces choses, je confesse humblement que j'ai admiré au même titre que j'eusse fait pour la première fois la transmission instantanée du fluide électrique à plusieurs lieues de distance, l'inclinaison de l'aiguille aimantée ou l'action du galvanisme après la mort.

Toute la différence qu'il y a entre ces vérités physiques et celles qui sont du domaine du magnétisme, c'est que les unes ne sont révoquées en doute par personne, parce qu'elles ont pour elles le témoignage des savans, et que les autres, admises d'ailleurs par plus d'une haute intelligence, se heurtent à chaque pas, à des gens de foi difficile et qui attendent, pour se convaincre, le jugement officiel d'un corps académique.

Pour ne citer qu'un seul exemple de ce vice de raisonnement, supposez un instant non connus les faits relatifs à la découverte du galvanisme, rétrogradant d'un demi siècle, demandez-vous l'effet qu'à dû produire sur les esprits celui qui, le premier, a témoigné qu'il avait vu entrer en convulsion les muscles d'une grenouille écorchée, mis en rapport avec ses nerfs par un conducteur de métal! Voyez d'ici l'expression de surprise qui éclate sur tous les visages, entendez toutes les voix s'unir dans une exclamation de doute! Quelle pluie d'épigrammes! Quel feu de ces saillies auxquelles l'esprit français n'a jamais fait défaut! C'est un fait surnaturel, n'a-t-on pas dû manquer d'objecter, c'est un fait impossible! Eh! bien, aujourd'hui quelqu'un s'avise-t-il de récuser comme fausse l'action du galvanisme? Nullement, tout le monde y croit, non pour avoir vu soi-même, mais sur la foi des hommes spéciaux.

Or, ceux qui voient se développer dans les sujets soumis à l'influence magnétique des variations dans la température, dans la circulation, dans la respiration, des aberrations dans les fonctions sensitives et locomotrices, enfin un état intellectuel et moral tout particulier. Avons-nous vu quelque chose de plus étrange que cette action réciproque des parties animales mortes, dont je vous parlais tout à l'heure? Vous admettez cette dernière sans difficulté, et vous viendrez après cela nier l'action réciproque de la vie sur la vie, y a-t-il donc quelque chose qui répugne si fort à l'esprit dans l'admission de ce fait, que d'un être vivant, dans un état nerveux spécial se communique l'excitation qui fait contracter la fibre les ébranlemens moléculaires d'où résulte la douleur, et, je vais plus loin, que de l'un à l'autre, par une trame, je ne sais laquelle se transmettent les modifications intimes qui correspondent à la manifestation de la pensée.

Cela est merveilleux, surprenant direz-vous, eh! oui, vraiment! cela est merveilleux, surprenant, j'en tombe d'accord avec vous, mais est-ce donc une raison légitime de n'y pas croire? C'est en effet par un abus singulier de langage et dans une vue bien étroite des choses, qu'on parle de l'état normal et anormal des êtres.

Nous sommes loin, très certainement, tout savant que nous sommes, de connaître toutes les circonstances de l'ordre admirable qui préside au vaste système de la nature, et il n'est pas du tout impossible que tels et tels faits, regardés par nous comme exceptionnels, ne soient que la confirmation d'une règle supérieure qui dépasse notre intelligence.

Les objections tirées de la stabilité de l'ordre naturel contre les faits magnétiques, n'ont donc pas une valeur absolue, et quelque surprenant qu'ils paraissent, leur absolue possibilité ne saurait être mise en question.

J'admets que les conditions des expériences qui ont pour but d'en démontrer la réalité, doivent être d'autant plus sévères qu'elles s'éloignent davantage des idées reçus, mais, une fois constatées, je ne connais aucune raison logique de ne les pas admettre au même titre que les faits naturels les plus vulgaires; car ils ne sont, encore une fois, ni plus incompréhensibles, ni plus anormaux que les autres.

Marchons avec franchise, guidé par le flambeau de la médecine philosophique, et cherchons de bonne foi la vérité.

L'homme est-il donc un être tout matériel, et ne devons-nous l'examiner jamais qu'avec des instrumens de physique à la main? De ce que nous ne pouvons aucunement découvrir par ces moyens des communications manifestes entre les individus, par exemple, ces transmissions instantanées d'émotions vives en amour, serons-nous en droit de les rejeter? Les illustres La Place et G. Cuvier ont admis ces faits, tout en reconnaissant que la sensibilité de notre appareil nerveux peut obtenir certain degré d'énergie ou de délicatesse que nos instrumens ne sauraient apprécier.

Quoique le magnétisme puisse s'exercer en présence du monde, cependant il s'opère mieux hors de la multitude, toujours importune et gênante, des curieux et des individus bruyans qui détournent le magnétiseur du recueillement d'esprit. Voilà pourquoi les personnes douces, sensibles, délicates, dans un réduit solitaire, donnent des résultats plus satisfaisans. Il faut aussi éviter le froid qui crispe la peau.

Les temps orageux ou électriques sont contraires au développement du magnétisme. Toutes les constitutions, même celles qui s'efforceraient de le recevoir, n'en sont pas également susceptibles, quoique la bonne volonté soit la condition la plus désirable pour en être affecté. Il y a de ces chairs coriaces, de ces fibres dures qui ne se laissent ni pénétrer ni ouvrir; mais, ni les paysans, ni les soldats, malgré la dureté de leurs membres, ne sont incapables d'en ressentir les effets. Les personnes susceptibles de sommeil et de somnambulisme sont les femmes, les constitutions grêles, minces ou sveltes, mobiles, énervées, faciles à s'affecter.

Tels sont aussi les hypochondriaques et les mélancoliques, les enfans chétifs, les individus délicats et désolés d'affections chroniques, épuisés de fatigues ou de douleurs; les vieillards, les complexions excitables. Les filles hystériques sont particulièrement des sujets magnétiques. Les magnétisans sont plutôt les hommes que les femmes, bien que celles-ci puissent opérer aussi sur d'autres personnes de leur sexe et les mères sur leurs enfans. Pour obtenir une grande influence, le magnétiseur n'a pas besoin d'une complexion très robuste; mais il faut qu'il soit plein de zèle, d'une volonté ardente afin de transmettre l'action magnétique: qu'il ne soit point énervé, car l'inervation refroidit, affaiblit les puissances magnétisantes. Celles-ci se manifestent par les yeux, par le feu des regards.

Le magnétiseur n'aura rien de repoussant dans sa personne, rien d'affecté dans ses vêtemens; il ne portera point d'odeur. Un air de simplicité lui siéra, ainsi qu'un âge mur, un ton, soit affectueux, soit imposant. Pour opérer, vous n'aurez besoin que d'une volonté active vers le bien, croyance ferme en sa puissance; confiance entière en Dieu. Il n'est pas même nécessaire que le magnétisé ait de la foi dans votre pouvoir, il suffit qu'il ne s'y oppose point mentalement et se laisse opérer sans réserve, sans crainte, puisque l'intention n'est pas de lui faire du mal. Quant à la croyance, ne vous efforcez pas d'en avoir, puisqu'elle ne dépend pas de nous; les preuves arriveront si vous obtenez du succès, mais il faut de la persévérance et ne pas se décourager par les défauts de succès. Ayez toujours les yeux sur votre malade et non sur ce qui vous entoure ; qu'il vous prête attention, et évitez tout ce qui peut le distraire. Si le malade s'endort, vous pourrez l'interroger ; s'il répond il sera dans l'état somnambulique. Le pouls, chez quelques magnétisés, est plus élevé qu'à l'ordinaire, sans être fébrile ; dans d'autres cas, je l'ai vu, au contraire, très ralenti, et la langue devenir sèche.

Les magnétisés ne sont point comme des machines électriques qu'on puisse charger à volonté ; le système nerveux est prodigieusement inégal dans sa mobilité. Souvent les individus, même bien portans, ne sont pas deux heures de suite dans la même disposition. C'est à cette irrégularité qu'on doit attribuer les nombreuses déceptions dans les expériences magnétiques faites publiquement.

La volonté est le principal moyen d'accumuler l'influx vital, et de le pousser dans un corps voisin, tout comme la volonté envoie dans nos muscles le pouvoir de les remuer. Or, si cette volonté pousse le fluide nerveux à l'extrémité de ma main ou de mon pied, serait-il impossible qu'elle l'élançât au delà de ces membres dans un individu voisin ? S'il est vrai, comme le disent Breil, Autenrithc, Humboldt et d'autres savans physiologistes, que les nerfs ont une atmosphère de sensibilité autour d'eux, si on jette des regards ardens dans les passions, pourquoi ne transmettrions-nous pas des influences à d'autres personnes ? N'est-il pas certain que la main d'un ami qui sert la vôtre fera une impression physique tout autre que la froide main d'un cadavre, ou quelque autre substance que vous toucheriez ? On peut en attribuer l'effet à l'imagination sans doute, mais une flamme vivifiante n'y sera-t-elle pour rien ? Si des miasmes imperceptibles à nos sens peuvent communiquer, par impression immédiate, une maladie contagieuse, pourquoi n'y aurait-il pas des contagions vitales ? Qu'on mette en relation un vieillard débile avec des jeunes gens remplis d'ardeur virile et dont le sang pétille dans les chairs, n'en ressentira-t-il point cette vive puissance qui le récrée et l'anime ; tandis que si vous le placiez auprès de la carcasse froide et décharnée d'un misérable agonissant, vous l'entraîneriez évidemment dans la tombe.

Et si vous niez cette transmission, sinon des maladies, du moins de la santé, de la force vitale, je vous citerai l'exemple de la transmission de l'électricité galvanique de la torpille. Cette action se développe dans l'appareil des poissons électriques, par l'influence de leurs nerfs, comme l'ont expérimenté Iodd, Humboldt et H. Davy.

Ces poissons agissent à distance, et dirigent à volonté leurs coups foudroyans. Après plusieurs décharges successives, ils sont épuisés de lassitude et ne réparent leur énergie vitale qu'au moyen de la nourriture et du repos. Tous ces faits s'accordent parfaitement avec l'action galvanique qui se passe entre les nerfs et les muscles.

Nous pourrions rappeler encore des relations toutes puissantes entre les sexes, et l'impression mutuelle qui s'opère involontairement par leur voisinage, malgré toutes les réserves qu'on s'impose. Qu'est-ce que les attraits, les charmes, même entre les animaux ? Comment le regard du chien menace-t-il la perdix et l'arrête ? Comme les papilles nerveuses de la langue se redressent d'avance pour savourer un mets exquis, de même tout le système dermoïde et les rameaux nerveux qui s'y épanouissent s'érigent à l'approche d'un contact ami ou désiré? Je ne sais quel feu pénétrant affecte les régions du corps sur lequel on promène ou l'on approche seulement une main amie, et, pour ainsi dire, électrisée de toute l'énergie de la volonté. Aussi le magnétisé s'attache parfois à son magnétiseur comme à un être sublime dans sa bienfaisance.

Pourquoi deux êtres, dans des rapports analogues, ne seraient-ils pas mus à l'unisson sous l'empire d'une transfusion uniforme du fort sur le faible?

Je le répète, on voudra bien admettre avec moi que l'homme n'est pas seulement un composé de chair et d'os, d'hydrogène et de carbone; mais qu'il possède surtout à un haut degré l'intelligence, que vous nommerez, à loisir, esprit, ame, essence, vitalité. Cette intelligence ne répand-elle pas au dehors ses rayons, et n'est-elle pas à son tour éclairée par la vie extérieure? En un mot, n'avez-vous jamais vu, jamais éprouvé certains effets de communication intellectuelle, comme le pressentiment, par exemple?

On raconte qu'un brave officier, qui n'avait jamais eu peur et qui avait assisté, joyeux et ardent, à plus de vingt batailles, devint triste et rêveur, un soir, la veille d'un combat. Rien ne put le distraire, et les efforts de ses camarades échouèrent contre sa taciturnité. Contre son ordinaire, il fit ses dernières dispositions, partagea entre ses amis les objets qui lui étaient les plus chers et s'endormit, persuadé que le combat lui serait fatal. Le lendemain, le premier coup de canon vint le trouver au milieu des rangs. Son pressentiment ne l'avait pas trompé.

N'y a-t-il pas dans chaque famille quelqu'une de ces histoires de tradition, dans lesquelles un fils pressent la mort de son père, ou un grand événement, heureux ou funeste? Ce pressentiment devient plus lucide dans le songe que dans la veille. Le fameux chimiste Davy avait rêvé, une nuit, en Angleterre, qu'il se trouvait malade en Italie, couché dans une chambre et confié aux soins d'une jeune fille. Plusieurs années s'étaient écoulées; Davy voyageait en Italie, il tombe malade, et, ainsi qu'il l'avait prévu en songe, il se trouve couché dans la chambre et soigné par la jeune fille dont les images étaient restées gravées dans sa mémoire (1). Voilà des faits positifs de pressentiment ou de prévision.

Pourquoi donc le même phénomène ne se reproduirait-il pas chez une personne exaltée par l'état de somnambulisme, et qui a eu des relations intimes avec les individus dont elle pressent ou prévoit les actes? Ajoutons encore que les prévisions des somnambules ne sont pas *toujours* exactes. Mais ces erreurs ne prouvent rien contre la réalité des prévisions exactes. L'état magnétique n'est pas au même degré chez tous les individus; les relations ne sont pas les mêmes entre divers somnambules et les personnes sur lesquelles on les interroge.

Le magnétisme consiste spécialement dans l'excitation du système

(1) Davy, voyage en Italie (*Consolation in Travels*, London 1830).

nerveux et de l'imagination par l'influence de la volonté. On conçoit alors qu'il en résulte à la fois un désordre mental et physique. Le désordre mental est l'hallucination ; le désordre physique est la confusion organique du système nerveux. Ainsi, la vision peut être ramenée du nerf optique à un plexus ou au cerveau.

Quant à la vue intérieure, elle n'est autre chose qu'une relation des parties analogues du corps de la somnambule et de celui qui lui est présenté. Cette relation s'établit de manière à ce que la personne magnétisée éprouve sur elle-même et aux mêmes organes les douleurs provenant des lésions de ces organes chez le sujet soumis au traitement. Le rire, le bâillement, la douleur, les convulsions, les tressaillemens nerveux, se communiquent tous les jours d'une personne à une autre. Pourquoi, toujours dans l'excitation du système nerveux, la sensibilité ne serait-elle pas élevée au point d'étendre la quantité de communications ou de rapports?

Il est indubitable que ces phénomènes existent ; ils ont été constatés avec soin par des hommes éminens par leur savoir. Quels qu'extraordinaires qu'ils paraissent, nous sommes forcés de les admettre, comme nous admettons l'électricité, le galvanisme, le magnétisme minéral et cent autres actes physiques, dont nous cherchons vainement le principe et l'explication. Je n'ai, d'ailleurs, qu'une seule réflexion à adresser aux incrédules : qu'ils essaient, sans se décourager, ils trouveront un sujet magnétique ; ils produiront des effets, et il faudra bien qu'ils croient, car ils auront vu les résultats de leur propre influence.

Je crois devoir rattacher au magnétisme animal les divers cas d'exaltation mentale, tels que les visions, la seconde vue, les effets de plusieurs matières, liquides, plantes, minéraux ou gaz. Ici il est important de se séparer complétement du matérialisme et d'exposer que la nature intellectuelle joue un plus grand rôle que la nature physique. Bien que le fluide nerveux ait été admis en principe jusque dans les amphithéâtres de l'école, je me suis dispensé de recourir à son influence. Je ne veux point chicaner sur les mots, et il m'importe peu que l'esprit se répande et fonctionne par un fluide ou par un autre moyen. Je ne ferai point non plus de la métaphysique en divisant les fonctions de l'ame en volonté, entendement, jugement, etc.

Je me borne à constater l'existence d'une partie immatérielle de notre être, d'une ame, d'un esprit. Le système nerveux est l'intermédiaire obligé entre cet esprit et notre matière ; c'est par lui que les sensations extérieures sont transmises à la perception intellectuelle ; c'est par lui que l'ame impose à nos membres les actes de la volonté. Outre cette relation ordinaire, il arrive que l'esprit et la matière agissent indépendamment l'un de l'autre. Tantôt vous éprouvez des tressaillemens *involontaires*, tantôt l'imagination travaille pendant le repos du corps. Le rêve est un acte de l'ame indépendant de notre matière.

Ne sortons point des faits pour nous lancer dans de vaines théories ; la marche du magnétisme animal n'a été arrêtée que parce que l'on a voulu poser une théorie avant d'avoir suffisamment observé les faits. Or, voici des observations qui viennent à l'appui de la relation que j'ai exposée. On a remarqué que dans certaines fièvres contagieuses, le volume du sang diminuant, la prostration de l'ame suit l'abattement du corps; d'horribles images tourmentent l'esprit du malade qui tombe dans le désespoir jusqu'à la séparation de l'ame et du corps. Dans d'autres cas, au contraire, lorsque la masse du sang augmente, les sensations ordinaires cessent et l'esprit s'exalte au point d'éprouver des jouissances inconnues. Dans l'un et l'autre cas, le système nerveux est excité avec cette différence que, dans l'état de fièvre, les sens acquièrent une excessive délicatesse qui double les souffrances, tandis que dans l'autre état, les facultés corporelles s'oblitèrent à mesure que l'ame s'exalte.

Le docteur Dupau raconte que le valet de chambre d'un ambassadeur espagnol, garçon de moyens ordinaires, atteint d'une fièvre cérébrale, discutait, pendant son délire, avec beaucoup de sagacité sur les intérêts politiques des diverses puissances; au point que l'ambassadeur, qui n'avait jamais regardé son domestique que comme un homme dévoué, venait écouter ses leçons de diplomatie et projetait d'en faire son secrétaire. Mais l'affection du cerveau se dissipa, et le malade, en guérissant, perdit toutes ses brillantes qualités.

Ce sont des exemples d'influence de la matière sur l'esprit; j'ai déjà cité ceux où, au contraire l'esprit influe sur la matière. Il est surtout remarquable que, lorsque l'ame est exaltée jusqu'à agir indépendamment du corps, ses facultés s'agrandissent; les rapports entre les idées augmentent; en un mot, l'ame conçoit alors des perceptions surnaturelles. Si, dans ce moment, l'homme exprime ses pensées, il est évident qu'elles vous paraîtront étranges et comme d'essence divine. Ainsi s'expliquent des visions et les faits de seconde vue, qui ne sont autre chose que des rapports extraordinaires entre des idées que notre intelligence habituelle ne compare pas.

Ainsi que, par le magnétisme, on cherche à accroître les facultés de l'âme en agissant sur le système nerveux, de même on a cherché des moyens de parvenir au même but sans recourir à l'intervention de son semblable. Tout le monde connaît l'effet des liqueurs spiritueuses; l'ivresse qui en résulte est un désordre mental où déjà se présentent des phénomènes assez remarquables. Mais on est allé plus loin. Les Anglais surtout ont fait d'étonnantes expériences au commencement de ce siècle. D'abord on avait emprunté à l'Orient son opium. Bientôt on se servit de la jusquiame, de la belladonne, du *conium maculatum*, de l'*agaricus muscarius*, et d'une foule d'autres substances qui produisaient d'effrayantes hallucinations. Ici on respirait la vapeur du souffre; là, celle de l'antimoine; c'était une folie. Grace à elle, il fut possible de reconnaître, par certains rapprochemens, des pratiques rapportées par l'histoire et qui paraissaient inexplicables.

Enfin, un intrépide savant, qui ne reculait devant aucune recherche, quelque dangereuse qu'elle fut, tenta une expérience, répétée depuis lui, et que j'ai plaisir à rapporter ici. Sir Humphry Davy, le célèbre chimiste anglais, que j'ai déjà eu l'occasion de citer, s'avisa un jour dans son laboratoire de respirer du protoxide d'azote (oxide nitreux). Surpris de ce qu'il éprouvait, il voulut s'habituer aux influences de ce gaz et il se confina sous une cloche hermétiquement fermée à l'air extérieur; il y resta près d'une heure et demie et consomma environ quatre-vingts pintes de gaz. Voici comment il raconte lui-même le résultat de cette entreprise téméraire :

« .... Peu de temps après mon entrée dans la cloche, je respirai d'abord vingt quartes de gaz pur. Bientôt une sensation extraordinaire, qui se propageait comme par ondes successives de la poitrine aux membres, envahit insensiblement mon corps. Le sens du toucher s'accrut dans mes pieds et dans mes mains avec un plaisir inexprimable; des perspectives éblouissantes fascinaient ma vue. J'entendais distinctement les plus imperceptibles bruits qui s'élevaient dans la cloche, et aucun phénomène de mon état ne pouvait m'échapper. Peu à peu, la crise devenant intense, je fus absolument ravi au sentiment ordinaire de nos perceptions naturelles; j'éprouvai comme un détachement physique et involontaire qui m'enlevait des nœuds terrestres et me faisait passer, par des transitions pleines de volupté, dans un milieu de sensations déliées qui m'étaient, humainement parlant, tout à fait inconnues. Mon esprit avait des facilités divines pour découvrir de nouveaux rapports entre les idées, formuler rapidement des solutions qui paraîtraient impossibles, et se représenter à la fois, comme sur un tableau, les opérations les plus différentes de l'entendement. Il semblait que dans mon intelligence privilégiée, tout s'exécutât par instinct et spontanément. Le temps, en un mot, n'existait pas pour ma mémoire, et les traditions les plus lointaines s'y perpétuaient d'un seul coup avec la splendeur et l'instantanéité d'un éclair.

« Lorsque je fus tiré de cette extase par le docteur Kinglake, qui me ferma adroitement la bouche avec un sac, des sentimens très vifs d'indignation et de fierté m'animèrent à la vue des personnes qui avaient assisté à mon expérience. Mes gestes restaient empreints du sublime caractère que l'enthousiasme communique à tous les mouvemens, à toute la physionomie de l'homme; je me promenais autour de ma petite chambre, affectant une démarche impériale et ne daignant pas regarder ce qui se passait, ou écouter ce qui se disait autour de moi. A mesure que mon imagination rentrait, comme une mer apaisée, dans son état normal, je me sentais le besoin irrésistible de raconter les émotions qui venaient en quelque sorte de me prendoe pour jouet. J'essayai de rassembler mes souvenirs, mais ce me fut impossible. L'homme qui s'éveille après un songe charmant, et qui cherche à réunir les traits effacés de cette illusion fugitive, montre précisément la même anxiété mélancolique. Mes impressions n'étaient plus que faibles, confuses et décolorées. Il n'y avait de trace de mon ravissement que dans l'énergie de mes paroles, et ce fut avec tout le feu et la conscience d'un prophète que je m'écriai, en serrant la main de M. Kinglake :

» — Rien n'existe que par l'ame, et l'univers entier n'est qu'un mélange d'impressions, d'idées, de plaisirs et de peines !... »

Cette expérience, faite avec franchise et toute dans l'intérêt de la science, démontre la puissance des facultés intellectuelles dans un certain état d'exaltation. J'espère avoir fait comprendre jusqu'à quel point l'excitation du système nerveux étendait les facultés de l'ame et comment il est possible de se rendre compte de certains phénomènes merveilleux. Le magnétisme animal agissant spécialement sur le système nerveux, on conçoit qu'une grande puissance magnétique, aidée de l'habitude de traiter un sujet, peut produire des résultats extraordinaires.

Ce serait se méprendre sur le sens de mes opinions que de me confondre avec certain magnétiseur dont je ris moi-même et dont l'exagération nuit à la propagation du magnétisme philosophique. Mais, frappé du peu de solidité des objections qu'on oppose, je ne puis m'empêcher de céder à cette invincible tendance qui porte tout esprit ami du vrai à combattre le paradoxe, que si vous me dites toute fois que, de vous qui doutez ou de moi qui crois. Celui qui se trompe, c'est moi, je vous répondrai que je m'estime fort heureux de ne pas me tromper en mauvaise compagnie. Il s'en faut de beaucoup, en effet, que la dernière enquête faite par un corps savant, au sujet du magnétisme animal, ait été défavorable à celui-ci. Or, savez-vous quelle était la conclusion générale du rapport : Que l'Académie devait encourager les recherches sur le magnétisme animal, comme une branche très curieuse de psycologie et d'histoire naturelle.

Aphorismes de Mesmer.

Il existe un principe incréé, Dieu ; il existe dans la nature deux principes créés, la matière et le mouvement.

La matière élémentaire est celle qui a été employée par le créateur pour la formation de tous les êtres.

Le mouvement opère le développement de toutes les possibilités.

On ne peut point se faire une idée positive de la matière élémentaire.

La matière en mouvement constitue la fluidité, le repos de la matière fait la solidité.

Procédés de magnétisme animal.

Tout se touche dans l'univers au moyen d'un fluide universel dans lequel tous les corps sont plongés.

Il se fait une circulation continuelle qui établit la nécessité des courans rentrans et sortans.

Pour les établir et les fortifier sur l'homme, il est plusieurs moyens. Le plus sûr est de se mettre en opposition avec la personne que l'on veut toucher, c'est-à-dire en face. Pour se mettre en harmonie avec elle, il faut d'abord mettre les mains sur les épaules, suivre tout le long des bras jusqu'à l'extrémité des doigts, en tenant le pouce du malade pendant un moment ; recommencer deux ou trois fois, après quoi vous établissez des courans depuis la tête jusqu'aux pieds ; vous cherchez encore la cause et le lieu de la maladie et de la douleur ; le malade vous indique celui de la douleur et souvent sa cause : mais plus ordinairement c'est par le toucher et le raisonnement que vous vous assurez du siége et de la cause de la maladie et de la douleur qui, dans la plus grande partie des maladies, réside dans le côté opposé à la douleur, surtout dans les paralysies, rhumatismes et autres de cette espèce.

Vous étant bien assuré de ce préliminaire, vous touchez constamment la cause de la maladie, vous entretenez les douleurs symptômatiques ; jusqu'à ce que vous les ayez rendues critiques ; par là vous secondez l'effort de la nature contre la cause de la maladie, et vous l'amenez à une crise salutaire, seul moyen de guérir radicalement. Vous calmez les douleurs que l'*on* appelle symptômes symptômatiques et qui cèdent au toucher, sans que cela agisse sur la cause de la maladie, ce qui distingue cette sorte de douleur de celles que nous nommons simplement symptômatiques et qui s'irritent d'abord par le toucher pour se terminer par une crise, après laquelle le malade se trouve soulagé, et la cause de la maladie diminuée.

Le siége de presque toutes les maladies est ordinairement dans les viscères du bas-ventre, l'estomac, la rate, le foie, l'épiploon, la mésenterre, les reins, etc. ; et chez les femmes dans la matrice et ses dépendances. La cause de toutes ces maladies où l'aberration est un engorgement, une obstruction, une gêne ou suppression de circulation dans une partie, qui, comprimant les vaisseaux sanguins ou lymphatiques, et surtout les rameaux des nerfs plus ou moins considérables, occasionnent un spasme ou une tension dans les parties où ils aboutissent, et surtout dans celles dont les fibres ont moins d'élasticité naturelle, comme dans le cerveau, le poumon, etc., ou dans celles où circule un fluide avec lenteur et épaississement, comme la sinovie, destinée à faciliter le mouvement des articulations. Si ces engorgemens compriment un tronc de nerfs ou un rameau considérable, le mouvement et la sensibilité des parties auxquelles il correspond est entièrement supprimé comme dans l'apoplexie, la paralysie, etc.

Outre cette raison de toucher les viscères, pour découvrir la cause de la maladie, il en est une autre plus déterminante ; les nerfs sont les meilleurs conducteurs du magnétisme, qui existe dans le corps ; ils sont en si grand nombre dans ces parties, que plusieurs physiciens y ont placé le siége des sensations de l'ame ; les plus abondans et les plus sensibles sont le centre nerveux du diaphragme, les plexus stomachique, ombilical, etc. Cet amas d'une infinité de nerfs correspond avec toutes les parties du corps.

On touche, dans la position ci-devant indiquée, avec le pouce et l'indicateur ou avec la paume de la main, ou avec un doigt seulement renforcé par l'autre, en décrivant une ligne sur la partie que l'*on* veut toucher, et en suivant, le plus qu'il est possible, la direction des nerfs, ou enfin avec les cinq doigts ouverts et recourbés. Le toucher, à une petite distance de la partie, est plus fort, parce qu'il existe un courant entre la main ou le conducteur et le malade.

On touche médiatement avec avantage, en se servant d'un conducteur étranger. On se sert le plus communément d'une petite baguette longue de dix à quinze pouces, de forme conique et terminée par une pointe tronquée, la base est de cinq lignes et la pointe , on emploie le fer, en préférant le plus dense, parce que les filières étant plus rétrécies et plus multipliées, donnent une action proportionnée à la moindre largeur des interstices.

Il est bon aussi d'opposer un pôle à l'autre, c'est-à-dire que si on touche la tête, la poitrine, le ventre, etc, avec la main droite., il faut opposer la gauche dans la partie postérieure, surtout dans la ligne qui partage le corps en deux parties, c'est-à-dire depuis le milieu du front jusqu'au pubis, parce que le corps réprésentant un aimant, si vous avez établi le nord à droite, la gauche devient sud et le milieu équateur qui est sans action prédominante ; vous y établissez des pôles en apposant une main à l'autre.

On renforce l'action du magnétisme en multipliant les courans sur le malade. Il y a beaucoup plus d'avantages à toucher en face que de toute autre manière, parce que les courans émanent de vos viscères et de toute l'étendue des corps, établissent une circulation avec le malade ; la même raison prouve l'utilité des arbres, des cordes de laine, des fers et des chaînes, etc.

Description du baquet mesmérien.

Un baquet est une espèce de cuve ronde d'un diamètre proportionné au nombre des malades que l'on veut traiter : deux pieds pour vingt personnes. Des douves légères assemblées, peintes et jointes, profondes d'environ un pied et demi ; la partie supérieure plus large de deux pouces que le fond , recouverte d'uncouvercle en deux pièces, dont l'assemblage est enchassé dans la cuve et le bord appuyé immédiatement sur celui de la cuve auquel il est assujéti par de gros clous à vis ; dans l'intérieur, vous rangez des bouteilles en rayons convergens de la circonférence au centre, vous en placez d'autres couchées dans tout le tour, le cul appuyé contre la cuve, une seule de hauteur, en laissant entre elles l'espace nécessaire à recevoir le goulot d'une autre ; cette première disposition faite, vous posez dans le milieu du vase une bouteille droite ou couchée, d'où partent tous les rayons que vous formez d'abord avec des demi-bouteilles, ensuite avec des grandes, quand la divergence le permet ; le cul de la première bouteille est au centre; son col est dans le cul de la suivante, de manière que le goulot de la dernière aboutit à la circonférence. Ces bouteilles doivent être remplies d'eau, bouchées et magnétisées de la même manière ; il serait à désirer que ce fût par la même personne. Pour donner plus d'activité au baquet, on met un second et troisième lit de bouteilles sur le premier, mais communément on en fait un second qui, partant du centre, recouvre le tiers, la moitié ou les trois quarts du premier.

On fait les baquets en remplissant l'intervalle des bouteilles avec du verre pilé et de la limaille de fer; on marque sur le couvercle les endroits où doivent être faits les trous destinés à recevoir les fers qui doivent aboutir entre les culs des premiètes bouteilles, à quatre ou cinq pouces de la parois du baquet. Les fers sont des espèces de tringles faites d'un fer doux, de Suède, qui entrent en droite ligne presque jusqu'au fond du baquet, et sont repliées à leur sortie, et forme de crochet.

De l'intérieur ou de l'extérieur du baquet, part, attachée à un fer, une corde très ample, que les malades appliquent sur la partie dont ils souffrent; ils forment des chaînes en tenant cette corde, et appuyant le pouce gauche sur le droit, ou le droit sur le gauche de son voisin, de manière que l'intérieur d'un pouce touche l'autre. Ils s'approchent le plus qu'ils peuvent, pour se toucher par les cuisses, les genoux, les pieds, et ne forment, pour ainsi dire, qu'un corps contigu, dans lequel le fluide magnétique circule continuellement, et est renforcé par tous les différens points de contact, auxquels ajoute encore la position des malades, qui sont en face les uns des autres.

Plus la matière qui remplit les bouteilles est dence, plus elle est active. Si l'on pouvait les remplir avec du mercure, elles jouiraient de beaucoup plus d'action.

il est plusieurs moyens d'augmenter le nombre et l'activité des courans. Si vous voulez toucher un malade avec force, réunissez dans son appartement le plus de personnes possible; établissez une chaîne qui parte du malade et qui aboutisse au magnétisant; une personne adossée à lui ou la main sur son épaule augmente son action. Il est une infinité d'autres moyens impossibles à détailler, comme le demi-jour, la musique, etc.

Le courant magnétique conserve encore quelque temps son effet après être sorti du corps, à peu près comme le son d'une flûte qui diminue en s'éloignant. Le magnétisme, à une certaine distance, produit plus d'effet que lorsqu'il est applibué immédiatement.

Après l'homme, les animaux, ce sont les végétaux, et surtout les arbres, qui sont le plus susceptibles du magnétisme animal. Pour magnétiser un arbre sous lequel vous voulez établir un traitement, vous en choisissez un jeune, vigoureux, branchu, sans nœuds autant qu'il est possible, et à fibres droites. Quoique toute espèce d'arbuste puisse servir, les plus denses, comme le chêne, l'orme, le charme, sont à préférer. Votre choix fait, vous embrassez l'arbre de toute la hauteur du corps, en l'appuyant fortement le long du tronc, que vous touchez avec les deux mains comme pour former les paules; la bouche touchant le tronc, vous faites des insufflations en forme de couronne de haut en bas jusqu'au sol, toujours en tournant. Vous magnétiserez durant quinze jours, une heure par jour, après quoi l'arbre jouira de toutes les vertus du magnétisme médical. Les personnes saines et restant quelque temps auprès ou en le touchant, pourront en ressentir l'effet, et les malades, ceux surtout déjà magnétisés, le ressentiront violemment et éprouveront des crises. Pour y établir un traitement, vous attachez des cordes à une certaine hauteur, au tronc et aux principales branches, plus ou moins nombreuses et plus ou moins longues, à proportion des personnes qui doivent s'y rassembler, et qui, la face tournée à l'arbre et placées circulairement, soit sur des siéges, soit sur de la paille, les mettront autour des parties souffrantes comme au baquet, y feront des chaînes le plus fréquemment possible, et y éprouveront des crises comme au baquet, mais bien plus douces; l'effet curatif en est bien plus prompt et plus actif en proportion du nombre des malades, qui en augmente l'énergie, en multipliant les courans, les forces et les contacts. Le vent agitant les branches de l'arbre, ajoute à son action. Il en est de même d'un ruisseau ou d'une cascade, si l'on est assez heureux pour en rencontrer dans l'endroit que l'on aura choisi. Si plusieurs arbres s'avoisinent, on les magnétisera et on les fera communiquer par des cordes qui iront de l'un à l'autre. Les malades trouvent aux arbres une odeur qu'ils ne peuvent définir, qui leur est très desagréable, qu'ils conservent quelque temps après les avoir quittés, et qu'ils ressentent en y revenant. On ne peut pas assurer combien de temps un arbre conserve le magnétisme ; on croit que cela peut aller jusqu'à plusieurs mois : le plus sûr est de le renouveler de temps en temps.

Pour magnétiser une bouteille, vous la prenez par les deux extrémités, que vous frottez avec les doigts en ramenant le mouvement au bord. Vous écartez la main successivement de ces deux extrémités en comprimant pour ainsi dire le fluide ; vous prenez un verre ou un vase quelconque de la même manière ; et vous magnétisez ainsi le fluide qu'il contient, en observent de le présenter à celui qui doit le boire en le tenant entre le pouce et le petit doigt, et faisant boire dans cette direction : le malade y trouve un goût qui n'existerait pas s'il buvait dans le sens opposé.

Une fleur, un corps quelconque, est magnétisé par l'attouchement fait avec principes et intention.

En frottant les deux extrémités d'une baignoire avec les doigts et la baguette, les descendant jusqu'à l'eau, dans laquelle on décrit une ligne, dans la même direction et répétant plusieurs fois, on magnétise un bain. On peut encore agiter l'eau en différens sens, en insistant toujours sur la ligne décrite, dont le grand courant réunit les petits qui l'avoisinent et en est renforcé; si le malade, étant dans le bain, trouve l'eau trop froide, on y plonge la baguette, on y dirige un courant par le frottement; cette action fait éprouver au malade une sensation de chaleur, qu'il attribue à celle de l'eau. Dans les endroits où il y a un baquet ou des arbres, on amène une corde qui supplée à toutes les autres préparations; si on ne peut magnétiser par soi-même, je pense que plusieurs bouteilles remplies d'eau magnétisée, et mises dans le bain suivant la direction du corps, pourront produire le même effet. Un peu de sel marin jeté dans le bain en augmente la tonicité.

De la maladie.

La maladie étant l'aberration de l'harmonie, cette aberration peut être plus ou moins considérable, et produit des effets plus ou moins sensibles; ces effets sont appelés simptômes simptomatiques.

Si ces effets sont produits par la cause de la maladie, on les appelle simptômes critiques ; si au contraire ces effets sont des effets de la nature contre les causes de la maladie, et tendant à la détruire et à ramener l'harmonie, on les appelle simptômes critiques.

Dans la pratique, il importe de les bien distinguer, afin de prévenir ou d'arrêter les uns et de favoriser les autres.

Toutes les causes des maladies dénaturent ou dérangent plus ou moins les proportions entre la matière et le mouvement des viscères entre les solides ou les fluides ; elles produisent, par leurs différentes applications, une rémission ou perturbation plus ou moins marquée dans les propriétés de la matière et des organes.

Pour remédier aux effets de la rémission et de la perturbation, et pour les détruire, il faut donc provoquer l'intention, c'est-à-dire, il faut augmenter l'irritabilité, l'élasticité, la fluidité et le mouvement.

Un corps étant en harmonie est insensible à l'effet du magnétisme, puisque la proportion ou l'harmonie établie ne varie point, par l'application d'une action uniforme et générale ; au contraire un corps étant en désharmonie, c'est-à-dire dans l'état dans lequel les proportions sont troublées ; dans cet état, quoique par habitude, on n'y soit pas sensible, il le devient par l'application du magnétisme, et cela parce que la proportion ou la dissonnance est augmentée par cette application.

De là on comprend encore que la maladie étant guérie, on devient insensible au magnétisme, et c'est le criterium de la guérison.

On comprend encore que l'application du magnétisme augmente suivant les douleurs.

L'action du magnétisme arrête l'aberration de l'état de l'harmonie.

Il suit de cette action que les simptômes cessent par l'application du magnétisme.

De là il suit encore que par le magnétisme, les efforts de la nature contre les causes des maladies sont augmentés, que par conséquent les simptômes critiques sont augmentés.

C'est par ces effets divers qu'on parvient à distinguer ces différens simptômes.

Le développement des simptômes se fait dans l'ordre inverse dans lequel la maladie s'est formée.

Il faut se représenter la maladie comme un peleton qui se devide exactement comme il commence et comme il s'est accru.

En magnétisme, aucune maladie ne se guérit sans une crise.

Dans un traitement magnétique on doit observer trois époques principales : la perturbation, la coction et l'évacuation.

Notions générales sur le traitement magnétique.

Il n'y a qu'une maladie et qu'un remède. La parfaite harmonie de tous nos organes et de leurs fonctions constitue la santé. La maladie n'est que l'aberration de cette harmonie. La curation consite donc à rétablir l'harmonie troublée. Le remède général est l'application du magnétisme par les moyens désignés. Le mouvement est augmenté ou diminué dans le corps, il faut donc le tempérer ou l'exciter. C'est sur ces solides que porte l'effet du magnétisme, l'action des viscères étant le moyen dont se sert la nature pour préparer, trituter, assimiler les humeurs, ce sont les fonctions de ces organes qu'il faut rectifier. Sans proscrire entièrement les remèdes, soit internes, soit externes, il faut les employer avec beaucoup de ménagement parce qu'ils sont contraires ou inutiles; contraires, en ce que la plus grande partie ont beaucoup d'âcreté, et qu'ils augmentent l'irritation, le spasme et d'autres effets contraires à l'harmonie qu'il faut rétablir et entretenir, tels que les purgatifs violens, les diurétiques chauds, les apéritifs, les vessicatoires et tous les épispastiques ; inutiles, parce que les remèdes reçus dans l'estomac, et les premières voies y éprouvent la même élaboration que les alimens, dont les parties analogues à nos humeurs y sont assimilées par la chilification, et les hétérogènes sont expulsées par les excrétions.

Le fluide magnétique n'agissant pas sur les corps étrangers ni su ceux qui sont du système vasculeux, quand l'estomac contient de la saburre, de la putridité, de la bile surabondante ou viciée, on a recours à l'émétique ou aux purgatifs.

Si l'acide domine, on donne des absorbans, tels que la magnésie (1); si c'est de l'alcali, on prescrit les acides, comme la crême de tartre (2). Si l'on veut les administrer comme purgatifs, il faut les donner à la dose d'une ou deux onces. A une moindre dose, ils ne sont qu'altérans, et propres à neutraliser les acides ou les alcalis, et à en procurer l'évacuation par une voie quelconque. Comme l'alcali domine plus souvenr que l'acide, on prescrit odinairement le régime acide. La salade, la groseille, la cerise, la limonade, les sirops acides, l'oxicrat léger, etc.

(1) Il est essentiel qu'elle soit calcinée pour en obtenir les effets qu'on désire, attendu que l'air qu'elle contient, lorsqu'on a pas eu la précaution de la préparer ainsi, accasionne des gonflemens d'estomac, qui proviennent de l'air qui s'en dégage, par la combinaison qu'elle subit dans l'estomac avec les liqueurs acides qu'elle y rencontre.

(2) Cette substance agit infiniment mieux, ainsi que je m'en suis assuré, quand elle est préparée pour être tenue en dissolution, à la dose d'une once dans quatre onces d'eau. On en fait alors une limonade tartareuse, dont le goût est agréable, et qui ne répugne pas à avaler comme lorsqu'elle est en poudre, et qu'il faut la mâcher, surtout quand on en veut prendre une dose assez forte pour être purgé.

La diminution du mouvement et des forces étant la cause de la plus grande partie des maladies, non seulement on n'ordonne point de diète, mais on engage les malades à prendre de la nourriture. Après le régime dont on vient de parler, les alimens que les malades désirent sont ceux qu'on leur permet ; il est rare que la nature les trompe.

Le vin violent, les liqueurs, le café, les alimens très chauds par eux-mêmes ou par leurs ingrédiens sont défendus, ainsi que le tabac dont l'impression irritante est propagée par la membrane pituitaire dans la gorge, la poitrine, la tête, et occasionne des crispations contraires à l'harmonie. La boisson ordinaire sera de bon vin étendu de beaucoup d'eau, de l'eau pure ou acidulée ; les lavemens et les bains sont souvent utiles ; on use des saignées dans l'inflammation ou disposition inflammatoire ou dans la pléthore vraie ou fausse.

N'étant point dans l'intention de donner une histoire générale des maladies et de leur traitement, je cite seulement celles qui se trouvent le plus souvent à traiter par le magnétisme. et la façon de l'appliquer, d'après mes observations.

Dans l'épilepsie, on touche la tête, soit sur le sommet, soit sur la racine du nez d'une main, et la nuque de l'autre. On cherche dans les viscères la cause première qui s'y rencontre assez ordinairement ; par le double attouchement on résout les obstructions dans ces viscères et l'engorgement qui se trouve dans le cerveau des épileptiques dont on a fait l'ouverture, et l'on met en jeu presque tout le système nerveux. La catalepsie se traite de même.

Dans l'apoplexie, le toucher se porte sur les principaux organes, comme la poitrine, l'estomac, surtout à l'endroit que l'on nomme creux, au dessous du cartilage xiphoïde, lieu où se trouve le centre nerveux du diaphragme, qui réunit une infinité de nerfs. On touche aussi par opposition l'épine du dos en suivant le grand intercostale situé à un pouce ou deux de l'épine, depuis le cou jusqu'au bas du tronc. Il faut insister jusqu'à ce qu'on obtienne une crise, et réunir tous les moyens d'augmenter l'intensité du magnétisme, soit par le fer, soit par la chaîne que vous formez avec le plus de personnes que vous pouvez rassembler. Le malade rendu aux impressions ordinaires, et la crise obtenue, l'état des premières voies et la cause de la maladie vous indiqueront ce qu'il conviendra de faire, et si les évacuans doivent être employés.

Dans les maladies des oreilles, le malade met la corde autour de la tête, un fer du bacquet dans l'oreille, avec la baguette dans la bouche, pour la surdité, comme chez les paralytiques où la parole est empêchée, et chez les muets, et l'attouchement se fait en mettant l'extrémité des pouces dans l'oreille, en écartant les autres doigts, et les présentant au courant du fluide magnétique, ou en ramassant à une certaine distance les courans, et les ramenant avec la paume de la main contre la tête, où on laisse la main appliquée pendant quelque temps.

Les maladies des yeux se traitent aussi avec le fer ou le bout des doigts, qu'on présente sur la partie, et qu'on promène sur le globe et les paupières, et la baguette, surtout dans les taies. Il faut toucher très légèrement dans le cas d'inflammation.

On touche immédiatement la teigne et les dartres, en bassinant soir et matin avec l'eau magnétisée.

Les humeurs de toute espèce, les engorgemens lymphatiques et sanguins, les plaies, les ulcères mêmes éprouvent d'excellens effets. Les lotions avec l'eau magnétisée, les bains généraux de locaux avec cette eau froide ou tiède, le traitement ordinaire, font un effet étonnant. Les malades souffrant des douleurs vives dans les parties ulcérées ou blessées, les calment subitement en les entourant avec la corde.

Par ces petits détails, il est évident que le magnétisme est utile dans les maladies cutanées et internes.

Les maux de tête se touchent sur le front, le sommet, les pariétaux, les sinus frontaux, et les sourcils, sur l'estomac et les autres viscères qui peuvent en receler la cause.

Les maux de dents, sur les articulations des mâchoires et les trous mentonniers.

La lèpre se traite comme la teigne, en mettant la corde aux endroits affectés.

Dans la difficulté de parler, ou la négation totale occasionée surtout par la paralysie, on magnétise la bouche avec le fer et l'extérieur des moteurs de cet organe par le toucher.

On en use de même dans les maux de gorge, principalement dans les maladies lymphatiques; on magnétise aussi la membrane pituitaire, de même que pour l'enchifrement et les affections des parties où elle se répand jusqu'à la poitrine.

Dans la migraine on touche l'estomach et le temporal où se fait sentir la douleur.

L'asthme, l'oppression et les autres affections de la poitrine se touchent sur la partie même, en passant lentement une main sur la poitrine, et l'autre le long de l'épine, les laissant un certain temps sur la partie supérieure, et descendant avec lenteur jusqu'à l'estomac, où il faut insister aussi, surtout dans l'asthme humide.

Les douleurs, les engorgemens, les obstructions de l'estomac, du foie, de la rate et des autres viscères, se touchent localement et demandent plus ou moins de constance et de temps, à proportion du volume, de l'ancienneté et de la dureté des tumeurs.

Dans les coliques, le vomissement, l'érétisme et les douleurs des intestins et de toutes les parties du bas-ventre, on touche le mal avec beaucoup de légèreté; s'il existe inflammation ou disposition inflammatoire, circonstances dans lesquelles il faut éviter les frottemens et le toucher en tout sens.

Dans les maladies des femmes, la paume de la main, appliquée sur cet organe...., hâte le flux menstruel et remédie aux pertes, au relâchement et chutes de ce viscère.

Un homme de bien, pénétré de la doctrine du magnétisme animal, et fidèle observateur de ses effets, en tirera tout le bien qu'il présente, et se garantira du mal qu'il peut faire.

Nota. Les bains généraux disposent favorablement à l'action magnétique pour la guérison des maladies chroniques.

FIN DES APHORISMES.

Académie royale de Médecine.

SÉANCE DU 31 JANVIER 1837.

Après la lecture du procès-verbal, M. Jules Cloquet demande la parole. Ce médecin était absent lors de la séance du 24, et il n'avait pu répondre aux orateurs qui avaient avancé que non seulement on l'avait trompé lorsqu'il avait cru enlever un sein cancéreux sans déterminer de douleur, mais encore qu'il reconnaissait lui-même avoir été la dupe de la jonglerie de sa malade. Ce chirurgien, pour détruire une pareille assertion, a fait le récit suivant :

« Il y a sept à huit ans, dit-il, j'ai cru devoir entretenir l'Académie d'un fait extraordinaire. Une femme portait un sein cancéreux ; son médecin, qui la jetait très facilement dans l'état de somnambulisme, me proposa de lui en faire l'extirpation pendant son sommeil magnétique, dans le but de lui éviter les douleurs attachées à cette opération. Arrivé près de cette femme avec toutes les préventions que je devais avoir, je l'examinai avec attention. Elle était assise dans un fauteuil, dans un état de sommeil ou de torpeur, quel que soit le nom que l'on veuille donner à cette modification de l'économie produite par le magnétisme ; je l'examinai avec attention : son pouls était lent et régulier, sa respiration était calme ; je comptai le nombre des pulsations et des respirations, puis je lui parlai de son cancer et du projet que j'avais de l'en débarrasser : elle me répondit que c'était son désir. A la vue des apprêts nécessaires pour cette opération, sa physionomie resta la même, son pouls et sa respiration ne changèrent pas. Après l'avoir fait maintenir par des aides, je pratiquai, depuis le creux de l'aisselle jusque vers le milieu de la poitrine, une première incision de huit à neuf pouces de longueur. Non seulement elle ne poussa pas un cri, non seulement ses traits n'annoncèrent aucune souffrance, mais encore son pouls et sa respiration restèrent les mêmes. Une seconde incision eut un pareil résultat. Voyant alors qu'elle n'éprouvait aucune douleur, je ne me hâtai nullement de terminer l'opération, et je disséquai à loisir, comme sur un cadavre, la tumeur, qui était considérable. Cette dissection fut longue et difficile, et devait être dans l'état naturel horriblement douloureuse. Cependant la malade resta impassible ; elle parlait aussi tranquillement que si elle eût été étrangère à cette opération, et, néanmoins, lorsqu'après avoir enlevé la tumeur, j'épongeai la plaie ; elle donna des signes bien singuliers de sensibilité : elle se mit à rire aux éclats en s'agitant, et éprouvant de petits mouvemens convulsifs ; c'était, disait-elle, parce que je la chatouillais.

» Cette opération terminée, cette femme fut pansée et reportée dans son lit. Elle ne donnait alors aucun signe d'émotion, et la respiration, ainsi que la circulation, n'avait pas varié. Elle resta dans cette espèce de torpeur jusqu'à sa mort, qui arriva du dix-neuvième au vingtième jour, par un événement fortuit, comme je le dirai tout à l'heure. On lui demanda le dixième jour si on pouvait la réveiller sans inconvénient pour sa santé. Elle répondit qu'on pouvait le faire sans nulle crainte ; mais à peine fut-elle éveillée, qu'elle éprouva beaucoup d'agitation ; elle pleurait et sanglottait en reconnaissant les siens qui l'entouraient ; on s'empressa de la jeter de nouveau dans le sommeil magnétique, et tous ces accidens cessèrent sur-le-champ. Quelque temps après, la plaie étant entièrement cicatrisée, elle désira sortir en voiture : on eut la faiblesse d'y consentir. L'air était froid, et elle contracta une pleurésie qui l'emporta du dix-neuvième au vingtième jour après l'opération, ainsi que je vous l'ai dit.

» Voilà le fait tel que je l'ai observé, a ajouté M. Cloquet ; je ne suis pas magnétiseur et ne me charge pas de l'expliquer ; mais je crois qu'il était convenable de le rendre public et d'en faire part à l'Académie. Je me suis borné, ainsi que l'a fait M. Oudet pour l'observation qu'il a recueillie, sur l'extraction d'une dent durant le sommeil magnétique, à exposer les faits sans commentaires. Il y a long-temps que je pratique et que j'ai vu pratiquer des opérations. J'ai vu des exemples d'insensibilité semblables à ceux que viennent de citer quelques-uns de nos confrères ; mais il n'y a aucune ressemblance entre la résignation qui résulte d'une force morale ou d'un sentiment religieux, et l'impassibilité de la malade que j'ai opérée, et chez laquelle je le répète, ni la respiration ni la circulation n'ont été troublées.

PROCÈS-VERBAL

des expériences faites par M. le docteur Laurent à l'Hôpital-Général de Lille.

« Désirant acquérir la preuve des phénomènes que le magnétisme animal est susceptible de produire sur notre organisation, nous, soussignés, A. Brissez, médecin en chef de la Maison de Santé ; Hévin, médecin ; J.-B. Lestiboudois, chirurgien en chef ; Delhoor, aumônier, et Dubiez, économe de l'Hôpital Général de Lille, suivant assidûment les expériences que le docteur Laurent fait depuis quelques jours sur des malades de cet établissement, et dans l'intérêt de la vérité et de la science, nous croyons important de signaler l'expérience suivante, qui s'est passée sous nos yeux :

» Le 27 mars 1840, à onze heures du matin, nous nous sommes réunis, ainsi que plusieurs sœurs hospitalières, dans une salle de l'Hôpital Général, pour assister à une expérience de magnétisme que le docteur Laurent allait faire sur la nommée Gilles (Virginie), née à Lille le 15 septembre 1804, atteinte depuis deux ans d'une paralysie des membres inférieurs. Cette malade, dans l'impossibilité absolue de marcher, est apportée sur une chaise par deux infirmiers et couchée sur trois matelats superposés, formant une élévation de soixante-dix centimètres environ. Le docteur Laurent, après s'être mis en rapport avec elle, en lui tenant les deux pouces dans une une de ses mains, la magnétise et l'endort en vingt-cinq minutes. Pendant ce temps, nous avons constaté en partie les symptômes qui annoncent l'action du magnétisme sur nos organes, tels que ralentissement de la circulation, refroidissement des extrémités, légère coloration des pommettes, clignottement des paupières. Bientôt après, la magnétisée bouge les pieds et parvient à relever le tronc, se contourne et place ses pieds sur le sol. Alors, le docteur Laurent dirige toute sa puissance magnétique sur le plexus des nerfs des membres inférieurs, l'oblige à faire de nouveaux efforts pour se lever, et, légèrement aidée et maintenue par deux spectateurs, elle y parvient et fait le tour de la salle ; arrivée à son point de départ, elle sort en partie de son état magnétique, se plaint de fatigue et de douleurs dans les jambes, et déclare n'avoir aucune connaissance de ce qui vient de se passer.

» A huit heures du soir, le docteur Laurent recommence les mêmes expériences sur la même malade, en présence d'un grand nombre de spectateurs, aussi soussignés, et obtient, en moins de temps que le matin, les mêmes résultats. Voulant démontrer la possibilité de diriger à son gré sa volonté magnétique, il agit sur le col et le front, et fait en même temps pincer et interroger la malade. Celle-ci, qui, un instant auparavant, jouissait de toute sa sensibilité et répondait aux questions, reste impassible à cette épreuve. Débarrassée de nouveau de l'agent magnétique, elle recouvre à l'instant sa sensibilité et répond aux questions qui lui sont faites.

» En rapportant ces expériences intéressantes, nous attestons que nous ne sommes sous aucune espèce d'influence et que nous n'avons pour but que d'encourager les amis du progrès et de l'humanité à diriger leur attention sur des phénomènes aussi inexplicables que curieux.

» A. BRISSEZ, docteur-médecin; HÉVIN, médecin de l'Hospice-Général; J.-B LESTIBOUDOIS, chirurgien en chef de l'Hospice-Général; DUBIEZ, économe; C. DETHOOR, aumonier; D. MILLOT, docteur-médecin, professeur à l'Hôpital militaire d'instruction de Lille; LECLERC, docteur-médecin, chirurgien-major du 60e régiment de ligne; BAILLY, docteur-médecin; CH. DAUBRESSE, officier de santé; DOURLEN, docteur-médecin; BOMART-CRÉPY, administrateur des hospices; P.-F. MATHIEU, homme de lettres. »

Le nommé Tinturier, âgé de soixante-quatre ans, propriétaire, rue des Brouettes, à Rouen, paralysé depuis plusieurs années, et dans l'impossibilité absolue d'exécuter le moindre mouvement avec ses jambes, a obtenu une guérison complète après un mois de magnétisation quotidienne.

AVIS IMPORTANT.

Le plus grand calme étant indispensable au succès de mes soirées scientifiques, j'ose réclamer de la bienveillance des assistans de ne m'adresser leurs observations qu'après les expériences.

Les dames, MM. les ecclésiastiques, les élèves des colléges et des pensionnats, peuvent assister à ces soirées avec la plus parfaite sécurité.

FIN.

Imprimerie de Lange Lévy et Comp., rue du Croissant, 16.

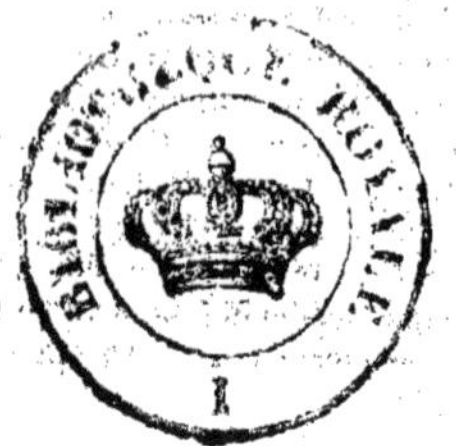

www.ingramcontent.com/pod-product-compliance
Ingram Content Group UK Ltd.
Pitfield, Milton Keynes, MK11 3LW, UK
UKHW021041260726
13994UKWH00005B/2297

9 782329 080130